Was tun bei

Heilfasten

Thomas Rampp, Annette Kerckhoff

Unter Mitarbeit von Sigrid Bosmann

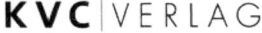

KVC Verlag
Karl und Veronica Carstens-Stiftung
im Stifterverband für die Deutsche Wissenschaft
Am Deimelsberg 36, 45276 Essen
Tel.: 0201/56305-0, Fax: 0201/56305-30
www.kvc-verlag.de

Rampp, Thomas; Kerckhoff, Annette
Was tun bei Heilfasten

Wichtiger Hinweis: Für Angaben über Dosierungsanweisungen und Applikationsformen kann vom Verlag keine Gewähr übernommen werden. Jede Dosierung oder Applikation erfolgt auf eigene Gefahr des Benutzers. Geschützte Warennamen (Warenzeichen) werden nicht besonders kenntlich gemacht.

ISBN 978-3-933351-98-2

Umschlaggestaltung: eye-d Designbüro, Essen
Druck: Union Betriebs-GmbH, Rheinbach

Inhalt

Einleitung

Seit jeher fasten Menschen – sie reduzieren ihre Nahrungszufuhr, verzichten auf ganz bestimmte Nahrungsmittel oder vollständig auf Nahrung. Sie fasten, um nach Zeiten von Genuss und Übermaß wieder etwas zurückzuschrauben, sie fasten aus religiösen oder gesundheitlichen Gründen.

Auch in der Natur wird gefastet. Viele Tiere fasten den Winter über, ziehen sich in den Winterschlaf zurück. Viele Zugvögel oder Fische sind darauf angewiesen, auf ihren langen Wegen ohne Nahrung auszukommen. Die unbestrittenen Meister im Fasten sind die Pinguine – sie fasten sechs Monate am Stück.

Auch der menschliche Körper ist auf Notzeiten eingestellt – und mit dem heutigen Dauerangebot von Nahrungsmitteln reichlich überfordert. Unser Körper ist es gewohnt, in guten Zeiten mehr zu essen, um Notreserven für Zeiten des Mangels oder des erhöhten Verbrauchs zu haben. Sehr deutlich sieht man dies in der Schwangerschaft. Der Appetit steigt, und Reserven werden angelegt, um die nachfolgende Stillzeit gut zu meistern.

Die Notzeiten, auf die unser Körper seit langer Zeit eingerichtet ist, bleiben jedoch heute, insbesondere in der westlichen Zivilisation, aus. So wundert es nicht, dass viele Menschen übergewichtig sind. Der Appetit wird durch das reiche Angebot in Supermärkten und Restaurants angeregt, die Augen sind größer als der Mund. Zudem fehlt es an der notwendigen Bewegung, um die aufgenommenen Kalorien wieder abzubauen.

Wir leben in einer Zeit des Überflusses. So paradox es klingt: Wer gesund bleiben will, muss immer wieder freiwillig verzichten – verzichten auf das, was uns Bequemlichkeit und Genuss verschafft, auf einen Fernsehabend auf dem Sofa, einen Nachschlag beim Nachtisch, auf das Auto für jede Erledigung. Wohlgemerkt, wir müssen keinesfalls ständig auf alles verzichten. Dennoch tut es gut, Maß zu halten. Eine Erkenntnis, die schon die Großen der Geschichte hatten. So sagte Hildegard von Bingen: „Wer aber Maß hält im Essen und Trinken, wird gutes Blut und einen gesunden Körper haben!"

Dieser Ratgeber handelt vom Fasten – vom Heilfasten in der Klinik bzw. zuhause unter ärztlicher Aufsicht, vom moderaten Fasten zu Hause.

Er möchte „Appetit darauf machen", zugunsten unserer Gesundheit von Zeit zu Zeit Verzicht zu üben. Dieser Verzicht kann ganz unterschiedliche Formen haben: Verzicht auf Alkohol in den Wochen vor Ostern, Verzicht auf Fleisch am Freitag, Verzicht auf späte Abendessen, auf das zweite oder dritte Glas Wein, auf die restliche Tafel Schokolade.

Verzicht scheint zunächst ein Verlust zu sein. Dem ist jedoch nicht so, das bemerken alle, die einmal bewusst verzichtet, bewusst gefastet haben. Fasten bedeutet auch einen Gewinn an Energie, innerer Einkehr. Die Energie, die wir durch den Verzicht gewinnen, wird frei für Reinigung und Entgiftung, für Kreativität, Meditation, Bewegung.

Viele Menschen wollen fasten. Nicht immer jedoch wissen sie, worauf beim Fasten zu achten ist. Wann kann ich fasten? Worauf muss ich achten? Wie kann ich auch zuhause fasten? Was sind häufige Fastenfehler? Wie kann ich das Fasten unterstützen? Wer sollte nicht fasten? Dies sind Fragen, die immer wieder gestellt werden.

In der Klinik für Naturheilkunde und Integrative Medizin am Essener Knappschafts-Krankenhaus stellt das Heilfasten seit Jahren eine feste Säule eines integrativen Behandlungskonzeptes dar. Mit Unterstützung der Karl und Veronica Carstens-Stiftung wurden Studien durchgeführt, vor allem unter der Leitung des ehemaligen leitenden Oberarztes Dr. Andreas Michalsen, auf dessen Ausführungen sich das Grundlagenkapitel dieses Ratgebers stützt. Dr. Thomas Rampp, Autor des vorliegenden Ratgebers, ist Oberarzt an der Klinik und Leiter des Instituts für Naturheilkunde und Traditionelle Chinesische Medizin.

Heilfasten, das wird in der Klinik immer wieder beobachtet, ist nicht nur eine Frage von Wohlbefinden, von „Wellness". Zahlreiche chronische Krankheiten konnten durch Fasten in Kombination mit anderen Bausteinen gelindert werden – bei Patienten, denen zuvor trotz zahlreicher Therapieversuche nicht geholfen werden konnte. Ob Fibromyalgie, Rheuma oder Bluthochdruck – Heilfasten ist eine ernstzunehmende Therapie bei zahlreichen Erkrankungen.

Viele Patienten der Klinik äußerten den Wunsch, mehr über das Fasten zu erfahren, vor allem, eine Anleitung zum Heilfasten in der Klinik und später zuhause zu erhalten. Für diese Patienten und für all diejenigen, die sich über das Fasten informieren wollen, ist dieser Ratgeber geschrieben: Er dient als Leitfaden und bietet sowohl Hinweise für das Heilfasten im Rahmen einer stationären Behandlung oder unter ärztlicher Aufsicht als auch für die häusliche Fastenkur in modifizierter Form.

Wir möchten mit diesem Büchlein Mut machen, auch bei chronischen Erkrankungen eine Fastenkur in Betracht zu ziehen und – unter ärztlicher Aufsicht – durchzuführen. Die Zahlen und Patientengeschichten der Klinik sprechen für sich. Sie machen Hoffnung, dass Fasten mit anschließender Ernährungsumstellung, daneben Bewegung, Wasseranwendungen und Stressmanagement bei zahlreichen Erkrankungen zu einer Besserung führen, die zuvor nicht für möglich gehalten wurde.

Essen und Berlin im Mai 2010

Thomas Rampp und Annette Kerckhoff

Heisinger Buchhandlung
Inh. Frank Schulte-Bockholt e.K.
Hagmanngarten 1
45259 Essen

Rampp,T.:Was tun bei Heilfasten
978-3-933351-98-2   4.90 e
Summe   4.90
Bar   5.00
Rückgeld EUR   0.10

MwSt-Bruttoumsatz   4.90
7.00% MwSt e   0.32
Nettobetrag   4.58

Anz. Artikel   1

        Vielen Dank für Ihren
        Einkauf in Heisingen!
        Tel. 0201 - 46 65 25
        USt-IdNr. DE814790735
Kasse/Bon   Datum/Zeit   Kassierer
1 / 7356   14.05.14 11:25   1

I. Grundlagen

Fasten – Die Hintergründe

Fasten wird definiert als der freiwillige und zeitlich definierte Verzicht auf feste Nahrung und Genussmittel. Das Fasten ist ein wichtiger Bestandteil zahlreicher Kulturen und Religionen. Gerade im religiösen Zusammenhang wird das Fasten vor allem eingesetzt, um sich verstärkt dem Glauben zuzuwenden, die Spiritualität zu vertiefen. Noch heute sind Fastentage und Fastenzeiten in vielen Religionen gang und gäbe – so z. B. im muslimischen Ramadan, in der christlichen Fastenzeit, im jüdischen Yom Kippur.

Die Tatsache, dass es auch im Jahreslauf Schwankungen im Nahrungsangebot gab, Zeiten der Fülle und Zeiten des Mangels, führte dazu, dass der Körper auf diese Schwankungen mit der Fähigkeit reagierte, Energiedepots zu bilden und diese je nach Bedarf abzubauen, wenn die Nahrungsaufnahme nur dürftig war oder sogar, wie in Notzeiten, ganz fehlte.

Während Fasten bislang vor allem als Maßnahme zur Gewichtsabnahme, zur Reinigung und Entgiftung und zur inneren „Auszeit" angesehen wurde, lenken neue Studienergebnisse den Blick auf das Fasten als Therapie. So weisen inzwischen eine Vielzahl von wissenschaftlichen Daten darauf hin, dass periodische Fastenzeiten durchaus die Gesundheit fördern und sogar als Therapie eingesetzt werden können. Die günstigen Effekte des Fasten wirken sich dabei auf den Körperstoffwechsel, aber auch auf Psyche und Nervensystem aus. Diese Erkenntnisse verwundern nicht, sie belegen jedoch die Bedeutung des Fastens und weisen darauf hin, dass das Fasten eine ernstzunehmende Option bei schwer zu behandelnden Erkrankungen darstellt, beispielsweise bei chronischen Erkrankungen, bei Schmerzerkrankungen oder bei Herz-Kreislauferkrankungen.

In der Entwicklung ab dem 20 Jahrhundert wurde die Fastentherapie bzw. das therapeutische Fasten oder „Heilfasten" vor allem ein Bestandteil der Naturheilkunde. Sie war damit eingebettet in ein naturverbundenes Lebens- und Heilkonzept, das im 19. Jahrhundert begann, sich in Deutschland und der Schweiz vor allem im Rahmen der Lebensreformbewegung zu etablieren. Die Lebensreformbewegung war eine Gegenbewegung zur Industrialisierung, ihre Anhänger unterstützten gesunde Ernährung und

Vegetarismus, Naturheilkunde, Kleidungsreform und Freikörperkultur und suchten in Landkommunen unter dem Motto „Zurück zur Natur" ihr Glück. Diese Bewegungen fanden außerhalb der Hochschulmedizin statt. Wenn auch die Bevölkerung sich durchaus für Wasser- und Lichtkuren, vegetarische Ernährung, lockere Kleidung und Arbeit an frischer Luft begeisterte, war doch die offizielle Hochschulmedizin lange Zeit skeptisch. Und so hat auch das Fasten einen langen Weg hinter sich, um nunmehr als Bestandteil der wissenschaftlich untersuchten modernen Naturheilverfahren, als etablierte Methode in Therapie und Prävention zu gelten. Ein anderes Land übrigens, in dem das Fasten von großer Bedeutung auch in der Therapie ist, ist Indien.

Als Fastenformen haben sich im deutschsprachigen Raum vor allem die modifizierten Methoden nach Dr. Otto Buchinger (Erstveröffentlichung 1935) und nach Dr. F. X. Mayr (1921) durchgesetzt.

Dr. med. Otto Buchinger, Arzt und Homöopath, litt selber unter starkem Gelenkrheuma. 1919 fastete er für 19 Tage und war danach schmerzfrei. Diese Erfahrung veränderte sein Leben, er begann, sich systematisch mit dem Fasten zu

9

beschäftigen, eine Fastenkur zu entwickeln und gründete 1920 in Witzenhausen das Kurheim „Dr. Otto Buchinger", dessen Stammhaus 1935 nach Bad Pyrmont verlegt wurde. In dritter Generation wird die Klinik heute von Dr. Andreas Buchinger geleitet.

Die Buchinger-Kur stellt ein umfassendes Konzept für eine stationäre Fastentherapie dar, in der Physio-, Bewegungs- und dem Fasten nachfolgende Ernährungstherapie mit einem ordnungstherapeutischen Programm kombiniert sind.

Auch Daten aus Grundlagenstudien und wissenschaftlichen Qualitätssicherungen liegen inzwischen vor allem für die Methode nach Buchinger vor. Die wichtigsten Kennzeichen des Buchinger-Fastens finden Sie im Kasten auf der folgenden Seite.

Fastenvarianten sind das Molkefasten (tägliche Einnahme von einem halben Liter Kurmolke) und das Schleimfasten (Hafer- oder Buchweizenschleim, insbesondere geeignet bei Magenempfindlichkeit).

Wesentliche Kennzeichen des Buchinger-Fastens

- Die Fastendauer beträgt nach ärztlicher Verordnung zwischen 7 und 28 Fastentagen, in der klassischen Form zwischen 14 bis 21 Tagen inklusive Einführung und Aufbauphase
- Modifikation mit täglicher Nahrungsenergiezufuhr von etwa 250–300 kcal durch Einnahme von:
  - Gemüsebrühe (1/4 Liter)
  - Obst- oder Gemüsesäfte (1/4 Liter)
  - Honig (30 g)
- Ausreichende kalorienfreie Flüssigkeitszufuhr (mindestens 2 ½ Liter) durch Kräutertees und Wasser
- Verzicht auf Genussmittel (Kaffee, Nikotin)
- Begleitend Bewegungstherapie, physikalische Therapien; Einstellung eines Gleichgewichts zwischen Bewegung und Ruhe
- Förderung der Ausscheidungsvorgänge über Darm (abführende Salze, Einläufe), Leber (u. a. Leberwickel), Niere (Trinkmenge), Lunge und Haut
- Sorgfältiger Kostaufbau und Hinführung zu einem gesunden Lebensstil

Vom modifizierten Fasten, bei dem bestimmte Nahrungsmittel unterhalb einer Nahrungsenergie von 500 kcal pro Tag zugeführt werden, sind ausdrücklich die so genannten „Nulldiäten" oder „Crash-Diäten" abzugrenzen, die mehrheitlich eher ungesund sind. Der Hauptunterschied ist dabei, dass die Crash-Diäten ausschließlich das Ziel einer möglichst schnellen Gewichtsabnahme haben, während es beim Heilfasten und modifizierten Fasten um Entgiftung, Ausscheidung und Regeneration geht, die durch zahlreiche therapeutische Maßnahmen wie Einläufe, abführende Salze, Wickel und Auflagen, Massage, Sauna, Bewegung und Ruhe unterstützt werden.

2002 wurden unter Leitung der Ärztegesellschaft Heilfasten und Ernährung (ÄGHE,) Leitlinien für das Fasten zusammengefasst und publiziert: „Diese Leitlinien wurden von einem Expertengremium erstellt und werden von ihm gemeinsam getragen. Ihr Ziel ist die Beschreibung des Therapieverfahrens und die Feststellung von Standards zu Zwecken der ärztlichen Fort- und Weiterbildung, der Orientierung bei qualitätssichernden Maßnahmen in Klinik und Praxis sowie der weiteren wissenschaftlichen Erforschung der klinischen Effekte der Methode. Auch sollen sie einen Beitrag zur methodisch korrekten Durchführung des Fastens in den zahlreichen Einrichtungen leisten, die das Fasten zu präventiv-medizinisch und/oder religiös-spirituell motivierten Zielsetzungen anbieten."

Die Leitlinien können auf der Internetseite der ÄGHE gelesen oder als pdf-Dokument heruntergeladen werden (www.aeghe.de, Leitlinien zur Fastentherapie).

 Wir möchten an dieser Stelle bereits darauf hinweisen, dass Menschen, die an einer Essstörung (Anorexie, Bulimie, Binge Eating Disorder) leiden, nicht fasten dürfen. Auch wenn Sie nach wiederholten Fastenkuren an einem Jojo-Effekt leiden, ist Heilfasten für Sie ungeeignet.

In der Klinik für Naturheilkunde und Integrative Medizin wird Patienten mit einer früheren Krebserkrankung dazu geraten, erst nach fünf Jahren Rezidivfreiheit zu fasten.

Heilfasten als Therapie – Anwendungsgebiete und Wirksamkeit

Wie bereits erwähnt, wird Heilfasten bei vielen Erkrankungen als Therapiebaustein eingesetzt. Vor allem chronische Schmerzen, rheumatische Erkrankungen und Herz-Kreislauferkrankungen können durch Heilfasten beeinflusst werden. Nachfolgend stellen wir einzelne Anwendungsgebiete vor.

Es ist wichtig, noch einmal zu betonen, dass das vorrangige Ziel des therapeutischen Fastens nicht in der Gewichtsabnahme besteht, sondern in der durch das Fasten erzielten Umstimmung des Stoffwechsels und in der anschließenden Veränderung des Lebensstils.

Grundlagenforschung

In Grundlagenexperimenten hat man beobachtet, dass sich bei Reduzierung der zugeführten Kalorienmenge oder bei phasenweisem Fasten die Schmerzempfindlichkeit reduzierte. Außerdem stellte man fest, dass sich bei Versuchstieren nach ein- bis zweiwöchigem Fasten die Konzentration und die Verfügbarkeit von Serotonin im

Körper erhöhte. Serotonin ist ein Hormon, das im körpereigenen Belohnungssystem eine große Rolle spielt und für unsere Gemütsverfassung zuständig ist. Seine verbesserte Wirkung während des Fastens erklärt die stimmungsaufhellende Wirkung des Fastens.

Allgemeine Umstimmung und Veränderung

Die **stimmungsaufhellende** Wirkung des Fastens ist nachgewiesen. Man spricht, nach den ersten Tagen, in denen es noch zu Gereiztheit und depressiven Verstimmungen kommen kann, im weiteren Verlauf von einer „Fasteneuphorie". Durch das Fasten ändert sich das **Schlafverhalten**. Es kommt vor, dass der Schlaf zunächst unruhiger und flacher wird. Meist braucht man aber weniger Schlaf und ist doch ausgeschlafen und energiegeladen.

Fasten verbessert die **Fließeigenschaft** (Viskosität) **des Blutes**. Das bedeutet, dass Sauerstoff und Nährstoffe besser in die Körperzellen gelangen, was zu einer Steigerung des Wohlbefindens und der Leistungsfähigkeit führt.

Während des Fastens findet eine so genannte **„vegetative Umstimmung"** des Körpers statt:

Das vegetative Nervensystem stimmt sich von Spannung und Leistung (Sympathikus) zu Entspannung und Regeneration (Parasympathikus) um. Dies zeigt sich z. B. im **Hormonspiegel**. Zu Beginn kommt es zu einem deutlichen Anstieg der „Stress-Hormone" Adrenalin, Noradrenalin und Cortisol, die danach jedoch wieder deutlich absinken. Sie bleiben dann auch erniedrigt, wenn es zu einer stressbehafteten Situation kommt. Mit anderen Worten: Durch das Fasten werden eine innere Ruhe und ein Wohlbefinden erreicht, die sich so leicht nicht erschüttern lassen.

Abbau von Schlackenproteinen

Im Zusammenhang mit dem therapeutischen Fasten sind auch die so genannten AGEs interessant. AGEs (englisch: advanced glycation end products) sind nicht abbaubare chemische Verbindungen von Eiweißen und Zucker. Sie entstehen, wenn Milch beim Kochen anbrennt oder Fleisch angebraten wird. Die Kruste am Brot und die knusprige Haut an Braten oder Hähnchen bestehen überwiegend aus AGEs.

AGEs werden mit einer Vielzahl von Erkrankungen wie Diabetes, Alzheimer-Demenz oder Arterienverkalkung in Verbindung gebracht. Altersabhängig nimmt die Zahl der AGEs im Körper stetig zu. Die Folge ist eine frühzeitige Alterung des Gewebes bis hin zum Absterben von Zellen. Die Wirkung des Fastens auf AGEs wird untersucht. Es ist vorstellbar, dass durch die Umstimmung des Körpers während des Heilfastens und die Mobilisierung des Stoffwechsels auch AGEs abgebaut werden und dadurch der Zellalterung vorgebeugt wird.

Chronische Kopfschmerzen und Migräne

Mehrere Studien belegen, dass Patienten mit chronischen Kopfschmerzen und Migräne vom Fasten profitieren. So konnte man zeigen, dass stationäres Fasten bei Migränepatienten zu einer nachhaltigen Schmerzreduktion und einer gesteigerten Lebensqualität führte. Außerdem waren die Patienten nach dem Fasten wieder zuversichtlicher, dass sie selbst Einfluss auf ihre Erkrankung nehmen können. Dies traf auch auf Patienten mit einer sehr langen Erkrankungsdauer zu und hielt in der Nachbeobachtung nach einem Jahr noch an.

Chronische Schmerzen des Bewegungs-apparates

Die Daten aus größeren Beobachtungsstudien wie auch die Erfahrungen in fast allen spezialisierten Fastenkliniken zeigen, dass Fasten eine ernstzunehmende und erfolgreiche Therapiestrategie bei chronischen Schmerzen des Bewegungsapparates (z. B. Fibromyalgie) ist. Dieser Effekt wird durch das Fasten selbst, sicherlich aber auch durch die nach einer Fastentherapie üblicherweise weiter anhaltende Umsetzung eines gesünderen Lebensstils erreicht.

Rheumatische Erkrankungen

Für rheumatische Erkrankungen konnten mehrere kontrollierte Studien die Wirksamkeit des Fastens belegen. So konnte gezeigt werden, dass sich die Beschwerden von Patienten, die unter rheumatoider Arthritis litten, deutlich verbesserten und die Entzündungsparameter für ein ganzes Jahr zurückgingen, nachdem die Patienten eine Woche lang gefastet hatten und anschließend einen vorsichtigen Kostaufbau zunächst zu veganer Kost (kein Fleisch, keine Milchprodukte) und schließlich laktovegetarischer Ernährung (kein Fleisch und Fisch, aber Milchprodukte) durchführten.

Herz-Kreislauferkrankungen

Ausführlich belegt sind die blutdrucksenkenden Effekte des Fastens. Auch wenn es zu Beginn des Fastens zunächst zu einer Stress-Situation kommt und damit tendenziell eher zu einer Blutdruckerhöhung, wird durch die verbesserte Ausscheidung unter dem Fasten der Blutdruck rasch und ausgeprägt gesenkt. In der Praxis ist darauf zu achten, dass die blutdrucksenkenden Mittel angepasst werden – einer der vielen Gründe, weshalb richtiges Heilfasten nur unter ärztlicher Aufsicht erfolgen sollte!

Nach dem Fasten kommt es zumeist zu einem leichten Wiederanstieg der Blutdruckwerte, die jedoch in der Regel nicht die Höhe der Ausgangswerte erreichen.

Auch bei den stabilen Formen der koronaren Herzkrankheit erweist sich Fasten als wirksam. Einige Faktoren des Fastens, z. B. verbesserter Fettstoffwechsel, Entspannungseffekt und der

Einstieg in einen veränderten Lebensstil, addieren sich zu einem günstigen Effekt.

 Patienten mit einer instabilen Koronarsituation, sollten nicht fasten. In jedem Fall ist Rücksprache mit dem behandelnden Kardiologen ratsam.

Fazit

Zusammenfassend kann man sagen, dass das therapeutische Fasten oder Heilfasten eine wirksame unterstützende Therapie in der Behandlung von chronischen Schmerzen, besonders Kopfschmerzen, von rheumatoider Arthritis und auch zur Behandlung von Stoffwechselerkrankungen, Bluthochdruck und einer stabilen koronaren Herzerkrankung darstellt. Die Fastenkur sollte auf jeden Fall der Einstieg in eine Ernährungsumstellung hin zu einer mediterranen Vollwertkost sein. Überhaupt eignet sich eine Fastenkur in besonderem Maße, die bisherige Lebensführung noch einmal zu überdenken, Prioritäten neu zu setzen und Weichen neu zu stellen.

Bei der mediterranen Vollwertkost gelten einige allgemeine Regeln, die im Anhang aufgeführt werden.

II. Praktische Anwendung

Das Heilfasten

Fasten ist „Ernährung von innen" und betrifft den gesamten Menschen in seiner Einheit aus Körper, Seele und Geist. Auf der körperlichen Ebene wird das Immunsystem positiv beeinflusst. Die seelisch-geistigen Kräfte werden belebt, die Antriebskraft steigt und die Fähigkeit, Probleme zu lösen, erhöht sich.

Allgemeine Hinweise

Bitte beachten Sie folgende allgemeine Hinweise für die Zeit des Fastens:

- Essen Sie nichts, kauen Sie nichts. Bereits bei einem kleinen Bissen (z. B. Kaugummi kauen) kann es zu Hungergefühlen kommen, weil die Magensäureproduktion durch das Kauen angeregt wird.
- Achten Sie darauf, ausreichend zu trinken, mindestens drei Liter pro Tag (Kräutertee, Mineralwasser). Dabei ist es günstiger, mehr Wasser als Tee zu trinken.

i Trinken Sie während des Fastens bevorzugt Wasser mit wenigen Mineralstoffen und wenig Salz. Dieses Wasser kann die im Körper freiwerdenden Schlackenstoffe, Stoffwechselprodukte und Schadstoffe besser aufnehmen und ausscheiden.
Von Leitungswasser ist wegen der oft unklaren Belastung und Qualität eher abzuraten.

– Verzichten Sie bitte auf Dinge, die Ihnen zur Gewohnheit geworden sind. Gemeint hiermit sind vor allem Zigaretten, daneben Kaffee und Schwarztee, natürlich auch Alkohol. Diese Stimulanzien wirken den Fastenabläufen entgegen und schaden dem fastenden Körper. Verzichten Sie auch auf Getreidekaffee, Grünen Tee und Mate-Tee. Diese sind anregend und können zudem die Magenschleimhaut reizen.

– Nutzen Sie das Fasten, um einmal vom Alltag abzuschalten. Lassen Sie die Arbeit hinter sich und versuchen Sie, zur Ruhe zu finden. Das heißt auch, in dieser Zeit auf Fernsehen, Radio und Zeitschriften zu verzichten. Nutzen Sie die Zeit: statt einer Reizüberflutung von außen eine Begegnung mit sich selbst.

– Achten Sie auf Ihren Körper: Wenn Sie erschöpft sind, sollten Sie dem Bedürfnis nach Schlaf nachgeben. Der „Bewegungsfreudige" sollte die Bewegung / Sportarten ausüben, die ihm Spaß machen. Dem Körper etwas Gutes tun, heißt auch, dass sich ein Gleichgewicht von Ruhe und Bewegung einstellt.

Kann ich auch zuhause fasten?

Grundsätzlich ist es möglich, zuhause zu fasten. Dabei sollten Sie aber unbedingt Folgendes beachten:

– Beraten Sie Ihren Plan, zuhause eine Fastenkur durchzuführen, mit ihrem Hausarzt, oder lassen Sie sich speziell für die Fastenkur noch einmal von einem Arzt „durchchecken". Sie möchten ja, dass das Fasten Ihnen nutzt statt schadet. Dies jedoch hängt von Ihrer Konstitution, Ihrem momentanen Gesundheitszustand, von bestehenden Krankheiten, der Kreislaufsituation etc. ab.

– Sollten Sie das Fasten als echte Therapie für bestehende chronische Krankheiten einsetzen, so legen wir Ihnen ans Herz, zumindest beim ersten Fastendurchlauf eine Klinik aufzusuchen, damit eine kompetente und kontinuierliche Begleitung stattfindet. Eine wichtige Säule beim Heilfasten sind ja die vielen medizinischen Anwendungen – Massagen, Wasseranwendungen, Sauna, Einläufe etc. –, über die der Organismus die beim Fasten gelösten Substanzen gut ausscheiden kann. Oft ist in einer Klinik die entsprechende Infrastruktur besser.

– Wenn Sie allgemein über einen guten Gesundheitszustand verfügen, gibt es auch die Möglichkeit, in einem Kloster zu fasten, das Ganze also mehr unter spirituellen als unter medizinischen Gesichtspunkten zu sehen.

– Beim Fasten kann man durchaus einige Fehler machen. Die wichtigsten Fehler sind z. B. die mangelnde Entgiftung während des Fastens selbst und ein überstürztes Fastenbrechen, vielleicht weil eine nette Essenseinladung ausgesprochen wird und man dann doch – anstelle des geplanten Apfels – ein größeres Mahl verspeist. All das ist nicht ungewöhnlich und durchaus menschlich. Wer also von sich selbst weiß, dass es mit der Selbstdisziplin nicht ganz so gut bestellt ist und die Verführungen des Alltags, die Ablenkungen etc. den Fastenerfolg beeinträchtigen könnten, der fährt mit einer geleiteten Fastenkur an einem Ort fern des Alltags sicherlich besser. Der Vorteil: Man trifft einmal die Entscheidung, sich zurückzuziehen und muss nicht – alleine und im gewohnten Alltag – Tag für Tag mit dem „inneren Schweinehund" kämpfen.

– Last but not least hat das Fasten an einem anderen Ort, gemeinsam in einer Gruppe, den Vorteil, dass man sich hier etwas gönnt, es sich gut gehen lässt, das Fasten als Urlaub angeht – wegfahren, die Seele baumeln lassen, schlafen, spazieren gehen … und nichts erledigen müssen.

 Fasten Sie im ersten Durchlauf angeleitet in einer Klinik oder einer Einrichtung mit ärztlicher Begleitung – danach kennen Sie das Fasten und auch sich selbst besser und können auch zuhause fasten.

Entlastungstag(e) oder Karenztag(e)

Vor dem Fasten werden ein oder mehrere Entlastungstage durchgeführt. Das Ziel dieser Entlastungstage ist:
— Vorbereitung auf das Fasten
— Seelische und geistige Einstimmung
— Körperliche Umstellung des Stoffwechsels auf das Fasten

Ablauf

Während der Entlastungstage nehmen Sie täglich ca. 600 kcal ausschließlich über kohlenhydrathaltige Nahrungsmittel zu sich. Es wird kein Fett und nur sehr wenig Eiweiß zugeführt, auf salzen oder süßen wird verzichtet.

Bei den Entlastungstagen gibt es verschiedene Varianten:
— **Reistag:** Bei einem Reistag werden drei Mahlzeiten mit je 50 g Naturreis mit gedünstetem Obst am Morgen und mit gedünstetem Gemüse zum Mittag und Abend eingenommen.
— **Obsttag:** Bei einem Obsttag werden 1 ½ kg Obst auf drei bis vier Mahlzeiten verteilt.

Für Magen- und Darmempfindliche ist ein Reistag anstelle eines Obsttages verträglicher.

 Bitte achten Sie darauf, bereits am Entlastungstag zwei bis drei Liter Flüssigkeit in Form von Mineralwasser und/oder ungesüßten Kräutertees zu sich zu nehmen!

Wirkung

Die ballaststoffreichen Nahrungsmittel (Naturreis, Obst, Gemüse) verstärken und beschleunigen den Transport und die Ausscheidung des Darminhaltes. Durch die Einsparung von Salz und die gleichzeitige Auswahl kaliumreicher Nahrungsmittel (Gemüse, Obst, Kartoffeln, Vollkornreis) wird eine entwässernde Wirkung erreicht und damit auch eine verstärkte Ausscheidung von Stoffwechselprodukten, die der Körper nicht weiter verwerten kann.

Mögliche Probleme

Aufgrund der entwässernden Wirkung der Entlastungstage kann es zu Kopfschmerzen und Schwindel kommen. Die Trinkmenge sollte dann überprüft und entsprechend erhöht werden (einen Liter zusätzlich trinken!). Kopf- und Muskelschmerzen können auch Ausdruck einer mangelnden Versorgung mit Mineralstoffen sein. Eine Substitution mit Basenpulver wäre in diesem Fall nach ärztlicher Rücksprache sinnvoll.

Das Glaubern – Einleitung des Fastens

Das „Glaubern" leitet mit einer kräftigen Darmentleerung das Fasten ein. Das Glaubersalz wird in Wasser gelöst getrunken.

Wirkung

Das Glaubersalz „trifft" auf die quellfähigen Ballaststoffe, die während des Entlastungstages aufgenommen worden sind. Das nicht resorbierbare Salz zieht Wasser in den Darm und führt somit zu wässrigen Durchfällen. Vor allem der Dickdarm wird gut entleert. Die Peristaltik (rhythmische Bewegung der Darmmuskulatur) erlahmt, was letztlich das Hungergefühl vermindert bzw. eindämmt. Der Entleerungsdruck setzt durchschnittlich zwischen einer halben Stunde bis drei Stunden nach Einnahme ein.

Hinweise für das „Glaubern":
- Die Salzlösung sollte im Stehen innerhalb von 10 Minuten getrunken werden.
- Bewegung unterstützt die Wirkung!
- „Geglaubert" wird idealerweise am Vormittag und in der Gruppe.
- Mit Kräutertee den Magen vor dem „Glaubern" etwas „vorwärmen".
- Den bitteren Geschmack des Salzes mit Kräutertee oder Zitronensaft „besänftigen".

Fastenverpflegung

Die im folgenden beschriebene Fastenverpflegung entspricht im Wesentlichen dem Buchinger-Fasten. Für empfindliche Patienten wurden die Rezepte modifiziert. Alle Rezepte finden Sie weiter hinten im Buch.

Frühstück

Trinken Sie morgens 0,1 Liter (= ein kleines Glas) Obstsaft oder bei empfindlichem Magen eine Hafer- oder Reisabkochung, außerdem Kräutertee. Hafer- und Reisabkochungen sind für Patienten geeignet, die einen empfindlichen Magen haben oder unter einer Gastritis leiden oder litten.

Mittagessen

Mittags werden ein bis zwei Teller Gemüseabkochung getrunken, alternativ 0,1 Liter Gemüsesaft.

Abendessen

Auch abends gibt es einen bis zwei Teller Gemüseabkochung, alternativ 0,1 Liter Gemüsesaft.

 Trinken Sie zwischendurch mindestens zwei bis drei Liter Tee und Mineralwasser.

Gemüseabkochung

In der Klinik für Naturheilkunde und Integrative Medizin in Essen wird die spezielle Gemüseabkochung (Fastenwassergemüse) für die Patienten täglich aus kontrolliert biologisch angebautem Gemüse zubereitet und enthält alle wasserlöslichen Inhaltsstoffe.
Das Rezept für die Gemüseabkochung finden Sie im Anhang.

Der Fastenstoffwechsel

Wenn der Darm nach der Darmentleerung keine Speisereste mehr enthält, erfolgt die Umschaltung des Stoffwechsels auf die innere Ernährung. Das heißt, der Körper lebt zunächst von seinen Kohlenhydratreserven (1 Tag), danach greift der Körper anfänglich auf Eiweißreserven und dann auf die Fettreserven zurück. Damit möglichst wenig Eiweiß, also Muskelmasse abgebaut wird, sollten Sie sich ausreichend bewegen.

Sportliche Aktivität und Bewegung

Die Energiebereitstellung des Körpers für das normale Stoffwechselgeschehen (Wärmeproduktion, Herztätigkeit, Atemfunktion, Entgiftungstätigkeit der Leber etc.) ist während des Fastens gewährleistet. Genauso bleibt die körperliche Leistungsfähigkeit erhalten. Es ist ratsam, während des Fastens auf ausreichend Bewegung zu achten. Grundsätzlich gilt: Bevorzugen Sie längere und gleichmäßige Bewegung, vermeiden Sie, während des Fastens sehr schnell Leistungsspitzen erreichen zu wollen. Ausdauersportarten wie Radfahren, Walken, Gymnastik, Schwimmen und Wandern sind deshalb sehr günstig.

Die körperliche Bewegung während des Fastens hat zahlreiche positive Wirkungen:

1. Verbesserung der Durchblutung: Damit wird ein besserer Weitertransport der Stoffwechselendprodukte aus dem Körper heraus und eine höhere Wärmeproduktion erreicht.

2. Verbesserung der Muskulatur: Durch Fasten und vermehrte Bewegung wird die Fließeigenschaft des Blutes verbessert. Sauerstoff und Nährstoffe gelangen besser in die Körperzellen, auch in die Muskelzellen.

3. Erhöhung der Atmung: Die Sauerstoffaufnahme und die Abatmung von Säuren wird gesteigert.

4. Erhöhung des Stoffwechsels: Das bedeutet, die Körperprozesse und somit auch der Fettabbau laufen verstärkt ab.

5. Stabilisierung des Blutdrucks: Fasten und Bewegung senken den hohen Blutdruck.

Ruhephasen

Fasten findet nicht nur auf der körperlichen Ebene statt, auch der Geist und die Seele sind beteiligt. Damit für die geistigen und seelischen Aspekte genügend Raum und Zeit vorhanden ist, empfehlen wir Ihnen Folgendes: Nehmen Sie bewusst vom Alltagsgeschehen Abstand, lassen Sie die Probleme hinter sich und konzentrieren Sie sich auf Ihr Innenleben. Hören Sie entspannende Musik, machen Sie Entspannungsübungen und seien Sie achtsam mit sich selbst. Gerade beim Fasten ist das Bedürfnis nach Ruhephasen viel stärker – geben Sie diesem Impuls nach. Gestalten Sie Ihre Ruhephasen und auch die Aktivitätsphasen, also Bewegung, individuell – vertrauen Sie auf Ihren Körper, er weiß am besten, was er benötigt, nur müssen wir erst wieder lernen, auf ihn zu hören.

Nehmen Sie die Fastenzeit als Einstieg, in Zukunft wieder achtsamer mit sich selbst und Ihren Bedürfnissen umzugehen.

Das Fastentagebuch

Das Fasten bietet die Möglichkeit, nicht nur körperlich, sondern auch seelisch Ballast abzuwerfen. Man zieht sich zurück, hat eine Auszeit von der Routine des Alltags und damit die Gelegenheit, Dinge zu bedenken, für die es vorher keine

Zeit gab. Eine sehr hilfreiche Methode für die Auseinandersetzung mit all dem, was einem während des Fastens „hochkommt" ist ein Fastentagebuch. Dieses Tagebuch dient weniger zur Kontrolle des Fastenverlaufes, sondern gibt die Chance, all das aufzuschreiben, was einem durch den Kopf geht. Ein Vorschlag für das Fastentagebuch finden Sie im Anhang.

Der Einlauf – Darmpflege während des Fastens

Der Einlauf ist eine einfache und komplikationslose Methode, um während des Fastens noch vorhandene Kotreste, abgeschilferte Schleimhautzellen, abgestorbene Darmbakterien und abgesonderte Gallenflüssigkeit aus dem Dickdarm zu entfernen. Diese Substanzen können in den meisten Fällen nicht mehr durch eine spontane Stuhlentleerung ausgeschieden werden, da die Darmbewegung durch das fasteneinleitende „Glaubern" vorwiegend ruhig gestellt wurde. Mit dem Einlauf werden diese Abbauprodukte ausgeschieden und Hungergefühle können gedämpft werden. Wir empfehlen Ihnen, während des Fastens mindestens alle zwei Tage einen Einlauf durchzuführen.

Einlauf in der Klinik

In der Klinik werden Flüssigkeitsbeutel benutzt. Sie bekommen für den Einlauf in der zweiten Fastenrunde folgende Utensilien:
- 3 Flüssigkeitsbeutel, die Sie mit körperwarmem Leitungswasser füllen
- 3 Darmrohre
- 3 Unterlagen
- Vaseline als Gleitmittel für das Darmrohr

Durchführung

Nehmen Sie sich Zeit für den Vorgang und bereiten Sie alles in Ruhe vor:
- Liegefläche mit der Unterlage und evtl. einem Handtuch auslegen.
- In Seitenlage (linke Seite) das gut gefettete Darmrohr langsam einführen und darauf achten, das es nicht abgeknickt wird.
- Wasserbeutel am Darmrohr anschließen und langsam anheben – bei Druckgefühl die Fließgeschwindigkeit reduzieren.

- Entspannen mit „Bauchatmung" und leichter Bauchmassage.
- Ist die Flüssigkeit im Darm, wird das Darmrohr langsam entfernt.
- Langsam auf den Rücken legen und weiter auf die rechte Seite drehen.
- Aufstehen und versuchen, einige Minuten bzw. so lange es geht, dem Entleerungsdruck zu widerstehen.

Materialien für Zuhause

Für zu Hause empfehlen wir einen Irrigator, den Sie in der Apotheke kaufen können. Im Prinzip gelten die gleichen Regeln bei der Durchführung des Einlaufs. Wir bitten Sie aber, die Anleitung auf der Packungsbeilage zu beachten.

Umgang mit Fastenflauten und Fastenkrisen

Als Fastenkrise werden Befindlichkeitsstörungen bezeichnet, die über das normale Maß der Umstellungserscheinungen während des Fastens hinausgehen. Im engeren Sinne handelt es sich hierbei um Heilungskrisen im Fastenverlauf. Das Ausmaß der Fastenkrisen, aber auch, wie sie subjektiv erlebt und verarbeitet werden, hängt von verschiedenen Faktoren ab: der Konstitution des Menschen, seiner seelisch-geistigen Verfassung zum Zeitpunkt des Fastens, aber auch von der innerlichen Einstellung zum Fasten und dem äußeren Rahmen.

Selbsthilfe bei Fastenkrisen

Kopfschmerzen

– Auf ausreichende Trinkmenge achten
– Entspannungsübungen
– Bewegung an frischer Luft
– Kneipp-Anwendungen wie z. B. Gesichtsguss, warmes Armbad, kalter Knieguss, ansteigendes Fußbad, Auflagen im Nacken (warm/heiß) und auf der Stirn (kalt)
– Minzöl an den Schläfen einreiben
– Mineralstoffpräparat nach ärztlicher Absprache

Kreislaufstörungen

– Allgemein: langsam Aufstehen, Ruhe, Entspannung, Füße hoch legen, Frischluft, moderate Bewegung, Darmentleerung, Einlauf, viel Trinken

- Vorbeugend: kalte Güsse, Bürstenmassagen, Tau- bzw. Schneetreten
- Bei Schwäche, Mattigkeit, Schwindel, Übelkeit und Schweißausbrüchen: Rosmarintee
- Bei Neigung zu Unterzuckerung einen Teelöffel Honig in 1 Liter Tee auflösen, im Sommer Abreibungen mit Essigwasser

Blähungen

- Warme Leibauflagen (Wärmflasche)
- Einlauf
- Leberwickel
- Leichte Darmmassage (evtl. mit Kümmel-, Fenchel- oder Melissenöl)
- Kräutertees (z. B. Fenchel, Kümmel, Anis)

Hungergefühl

- Trinken
- Einlauf
- Bewegung an frischer Luft

Magenbeschwerden

- Wärme
- Heilerde, evtl. Hafer- oder Reisabkochungen

- Meiden von konzentriertem Honig und Zitrone
- Ingwertee

Frieren, Frösteln

- Bürstenmassage
- Ansteigendes Fußbad, Fußmassage
- Bewegung an frischer Luft
- Wärmflasche, warme Kleidung
- Warme Getränke (z. B. Ingwertee)

Schlafstörungen

Während des Fastens wird oft weniger Schlaf benötigt. Wird das als unangenehm empfunden, dann helfen:
- Bettwärme
- Frische Luft
- Kneipp-Anwendungen wie kalte Teilwaschungen von Bauch, Armen und Beinen
- Abendspaziergänge
- Entspannende Gespräche
- Meditationsmusik
- Entspannungsübungen

Unruhe

- Bewegung
- Atemübungen
- Kneipp-Anwendungen wie kalte Waschungen, kalte Kniegüsse, Wassertreten
- Gespräche
- Lavendel-Herzauflagen
- Baldrian- oder Johanniskrauttee

 Frauen, die hormonelle Verhütungsmittel verwenden, sollten keinen Johanniskrauttee trinken, da dieser möglicherweise die Wirksamkeit der Verhütungsmittel beeinträchtigt.

Mundgeruch

- Zitronenschnitz lutschen
- Salbeitee
- Heilerde
- Zunge bürsten (oder mit umgedrehtem Teelöffel leicht abziehen)
- Mundspülung (auf Kräuterbasis)

Sehstörungen

Treten auf als Ursache des gesunkenen Augeninnendrucks Sehstörungen auf, Ruhe bewahren, ausreichend trinken, Kreislauf anregen. Nach dem Fasten normalisiert sich der Augeninnendruck wieder.

Fastenausschlag

Fastenausschläge sind Zeichen einer erhöhten Säureausscheidung über die Haut. Geeignete Maßnahmen sind:
– Trinkmenge erhöhen
– Darmreinigung, Einlauf
– Basenpulver
– Heilerde innerlich und äußerlich
– Kleiebad (bei juckendem Ausschlag)
– Vorbeugend: Bürstenmassage, pflegende, naturreine Hautöle, luftige Kleidung

Rückenschmerzen

– Trinken
– Basenpräparat nach ärztlicher Absprache
– Einlauf
– Bewegung
– Wärme

Fastenunterstützende Maßnahmen

Durch den Verzicht auf feste Nahrung während des Fastens stehen Abbau- und Ausscheidungsvorgänge im Vordergrund. Diese können durch geeignete Maßnahmen unterstützt und gefördert werden. Dabei gibt es für die einzelnen Ausscheidungsorgane unterschiedliche Hilfen.

Der Darm

Der Darm bildet mit bis zu 300 m² Oberfläche die größte Kontaktfläche des Körpers zur Umwelt. Hier findet der größte Teil der Verdauungs-, Resorptions- und Ausscheidungsarbeit statt. Über den Darm werden verschiedene Stoffe ausgeschieden, z. B. abgeschilferte Darmwandzellen, Darmbakterien, Stoffwechselendprodukte aus dem Zellabbau, fettlösliche Substanzen, die über die Leber mit der Gallenflüssigkeit in den Darm ausgeschieden werden.

Hilfreiche Maßnahmen für den Darm sind, wie bereits oben beschrieben, Glaubern und Einlauf.

Weitere Maßnahmen sind das Trinken von Sauerkrautsaft, ganz allgemein auf eine ausreichende Trinkmenge zu achten, körperliche Bewegung, Bauchatmung, Kneippsche „Leibspirale" (spiralförmige Umgießung des Leibes) und Bauchmassage.

Die Leber

Die Leber ist das zentrale Stoffwechselorgan. Sie produziert z. B. Gallensäuren und Proteine, speichert Nährstoffe (Glykogen) und scheidet Stoffwechselendprodukte (Bilirubin) und Toxine, d. h. Giftstoffe, aus. Im Fasten entfällt weitgehend die Verstoffwechslung der aufgenommenen Nährstoffe. Die Leber leistet nun mehr Arbeit im Fettabbau und bei der Neubildung von Glucose (Zucker) aus Aminosäuren, Lactat und Glycerin (Gluconeogenese).
Die Tätigkeit der Leber wird durch den Leberwickel und verschiedene Kräutertees unterstützt.

 Für den Leberwickel füllen Sie zunächst zwei Wärmflaschen flach mit heißem Wasser – bitte den Verschluss gut prüfen –, wringen ein Geschirrhandtuch in heißem Wasser gut aus, legen es auf den rechten Oberbauch unter den Rippenbogen, darauf die Wärmflasche, die mit einem Badehandtuch oder einem eng sitzenden T-Shirt fixiert wird und legen Sie sich für ca. 30 Minuten hin. Die zweite Wärmflasche kommt unter die Füße. Decken Sie sich dabei gut zu, so dass Ihnen angenehm warm ist.

Es gibt zahlreiche Tees, die angenehm schmecken und die Lebertätigkeit gut unterstützen. Dazu gehört z. B. der Schafgarbentee, ein leicht bitterer Tee, oder der Pfefferminztee, der günstig auf die Galle wirkt. Löwenzahntee – ebenfalls ein leicht bitterer Tee – wirkt anregend auf Leber und Niere.

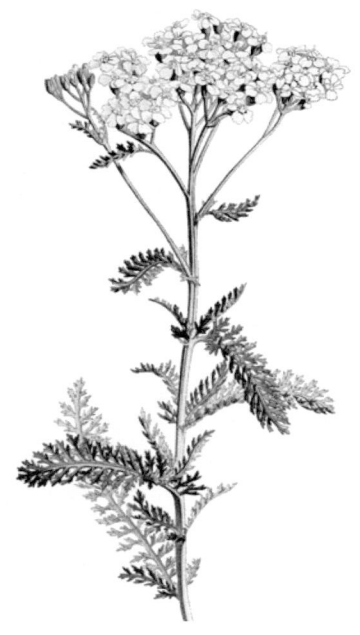

Schafgarbe (Achillea millefolium)

Daneben sind zahlreiche Tees im Handel, die gut schmecken, aber keine arzneiliche Wirkung wie die oben genannten Tees aufweisen. Dazu gehört beispielsweise ein Früchtetee mit Hibiskus oder Hagebutte, ein Ingwerwasser mit einer Scheibe frisch geschnittenem Ingwer. Griechischer Bergtee hat einen angenehm zitronigen Geschmack und sieht, als ganze Rispie verwendet, hübsch aus, auch Zitronenverbene oder Lemongras sind sehr fruchtige Tees. Zitronenmelisse schmeckt ebenfalls leicht zitronig, der Tee hat jedoch zusätzlich eine beruhigende Wirkung, er wird medizinisch bei allen nervösen Beschwerden eingesetzt.

Als Faustregel für die Teezubereitung gilt: Einen gestrichenen Esslöffel des Tees oder der Teemischung mit 200 ml heißem, aber nicht mehr kochenden Wasser überbrühen, zugedeckt zehn Minuten ziehen lassen, abseihen. Wenn der Tee zu stark ist oder zu bitter schmeckt, einfach weniger Tee verwenden und kürzer ziehen lassen; Bitterstoffe und Gerbstoffe werden mit der Zeit ausgezogen, so dass ein kürzer gezogener Tee weniger bitter und magenverträglicher ist. Früchtetees sind oft säurehaltig und sollten nicht im Übermaß getrunken werden.

Die Nieren

Die Nieren regeln den Wasser-Mineralstoff-haushalt und sind beteiligt an der Regulation des Säure-Basen-Haushalts. Über die Nieren werden Harnstoff, Ammoniak, Endprodukte des Eiweiß-stoffwechsels, Ketonkörper (saure Zwischenpro-dukte des Fettstoffwechsels), Harnsäure (End-produkt des Purinstoffwechsels), Mineralstoffe, wasserlösliche Vitamine u.v.m. ausgeschieden.

Unterstützt wird die Nierentätigkeit durch aus-reichende Flüssigkeitszufuhr, harntreibende Kräutertees und eine geringe Menge an Obst- und Gemüsesäften. Zu den harntreibenden Tees gehören vor allem die durchspülenden Tees wie beispielsweise Birkenblätter. Ebenfalls ein guter harntreibender Tee ist die Brennnessel. Brenn-nesselkraut ist reich an Mineralien, Farbstoffen – das sieht man an der intensiven grünen Farbe der Blätter – und Vitamin C.

Brennnessel ist die optimale Pflanze, wenn man entgiften will, weil sie die Nieren anregt, gleich-zeitig jedoch mit den Mineralstoffen versorgt und die Blutbildung verbessert. Wie die Brenn-nessel bevorzugt auf ausgelaugten, nitratreichen Böden wächst, so ist sie auch für uns geeignet,

wenn wir uns ausgelaugt fühlen und neu auf-
bauen wollen.

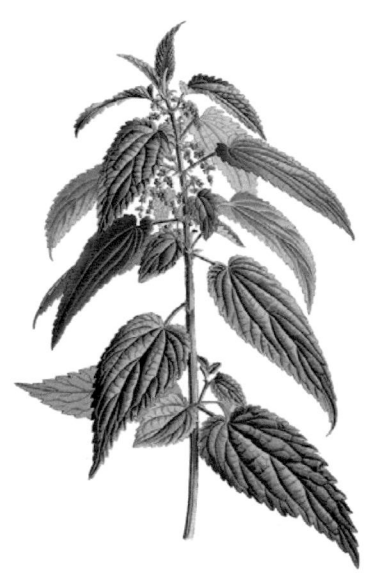

Brennnessel (Urtica urens)

Brennnesseltee ist nicht jedermanns Sache,
schmeckt er doch leicht spinatig. Dieser Geschmack lässt sich jedoch verbessern, indem man
etwas Pfefferminzblätter und Zitronenmelisse
beifügt, je nach eigenen Geschmacksvorlieben

vielleicht auch Fenchel oder Anis. Der Tee kann gut mit einem Schuss Zitronensaft angereichert werden.

Die Haut

Mit ihren 2–3 m² Oberfläche steht die Haut im direkten Kontakt zur Außenwelt. Sie ist Schutzorgan gegen Verletzungen und Infektionen, dient der Wärmeregulation und scheidet täglich Wasser (Schweiß) aus. Darüber hinaus werden ständig neue Hautzellen gebildet und alte abgeschilfert. Die Ausscheidung über die Haut ist im Fasten erhöht. Eine regelmäßige Hautpflege ist deshalb wichtig. Die Ausscheidungsfunktion der Haut kann mit folgenden Maßnahmen unterstützt werden:

- Körperliches Training und eine damit verbundene verstärkte Durchblutung und Schweißbildung
- Kneippsche Anwendungen wie z. B. Bürstenmassagen.
- Frische Luft
- Bürsten und Massagen
- Sauna / Dampfbad
- Regelmäßige Körperpflege, dabei Verzicht auf parfümierte Kosmetik

Bei den Kneippschen Anwendungen sind wechselwarme Wasseranwendungen geeignet, d. h. Sie waschen oder duschen sich abwechselnd warm und kalt ab. Dabei gelten zwei Regeln: Keine Kaltanwendung, wenn Ihnen ohnehin schon kalt ist bzw. das betroffene Körperteil – beispielsweise die Arme oder Füße – bereits kalt ist. Die zweite Regel ist, nichts zu übertreiben, vor allem bei den Kälteanwendungen. Kneipp selbst trat vehement dafür ein, dass die Kältenwendung sehr kurz durchgeführt wird. Bei einer Wechseldusche wäre dies beispielsweise, den Körper einmal von außen nach innen (immer langsam zum Herzen hin, um es nicht zu „erschrecken") für ca. 30 Sekunden abzuduschen.

Man kann derartige Anwendungen auch mit milderen Temperaturen – kühl statt kalt, warm statt heiß – an kleineren Regionen des Körpers durchführen, beispielsweise einmal die Unterarme zur Erfrischung unter den kühlen Wasserhahn halten oder die Füße kurz abbrausen oder baden.

Sollte Ihnen kalt sein, dann ist ein Fußbad eine geeignete Maßnahme, um sich wieder ein wenig aufzuwärmen.

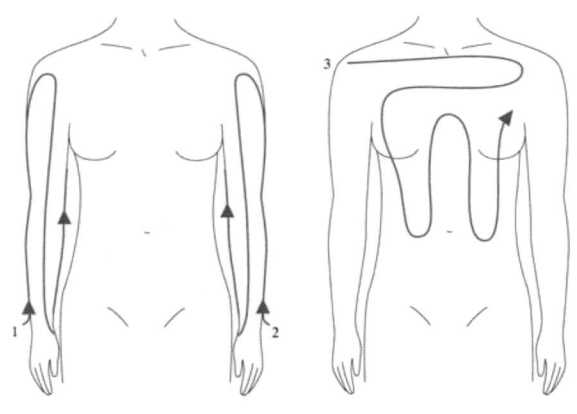

Oberkörperwaschung

Über die Füße wird zudem gut entgiftet. Fügen Sie dafür dem Badewasser einen Esslöffel Meer- oder Steinsalz, einen Schuss Apfelessig oder eine Tasse Kräutertee bei. Gerade, wenn man sich einen Tee gekocht und ihn dann doch nicht ausgetrunken hat, ist ein Fußbad eine sehr gute Möglichkeit, den Rest des Kräutertees zu nutzen. Da in jedem Tee sekundäre Pflanzenstoffe und Mineralien enthalten sind, führt er als Badezusatz immer zu einer gewissen Entgiftung und Entsäuerung über die Haut.

Hautpflege während des Fastens

Durch den Abbau von Unterhautfettgewebe und Entwässerung kann die Haut vorübergehend etwas trocken und faltig werden. Auch dies ist kein Problem. Achten Sie auf eine ausreichende Trinkmenge. Äußerlich können Sie einen alten Trick anwenden, der aus der Säuglingspflege kommt: Befeuchten Sie die Haut gut mit warmem Wasser und massieren Sie dann ein hochwertiges Pflegeöl ein. Das dauert ein wenig, man massiert jedoch mit dem Öl das Wasser – quasi als Emulsion – in die Haut und befeuchtet sie damit. Für eine kleine Erfrischung des Gesichtes zwischendurch ist nichts besser, als das Gesicht mit einer Gurkenscheibe abzureiben oder Gurkenscheiben aufzulegen. Sie können sich auch für die Tage des Fastens ein Gurkentonikum zubereiten.

Schälen Sie dafür eine Gurke, raspeln Sie sie, lassen Sie sie zugedeckt für eine halbe Stunde stehen und drücken Sie nun das Wasser durch ein Tuch. Evtl. mit Orangenblütenwasser aus der Apotheke vermischen, in eine Sprühflasche füllen – und fertig ist ein wohlriechendes, erfrischendes Gesichtstonikum.

Lunge

Die Lunge hat eine Oberfläche von 40 m². Während des Fastens wird neben der Sauerstoffaufnahme und der Kohlendioxidabgabe ein Teil der sauren Ketonkörper abgeatmet, die entstehen, wenn der Organismus zur Energiegewinnung auf die inneren Reserven zurückgreift. Dies ist die Ursache für den typischen Atemgeruch im Fasten. Der Atemgeruch ist ein Zeichen für die körpereigene Regulation des Säure-Basen-Haushaltes.

Der Prozess der Ausscheidung über die Lunge kann vor allem dadurch unterstützt werden, dass man bei körperlicher Bewegung an der frischen Luft tief ein- und ausatmet. Konkret bedeutet dies Atemgymnastik im Freien. Auch Atemübungen aus dem Qi Gong (z. B. Tuna Atemübungen) oder Yoga (z. B. Pranajama) sind für bereits Geübte hilfreich.

Zunge

Im Fasten ist oft ein verstärkter Belag auf der Zunge festzustellen. Dies ist Zeichen dafür, dass auch über die Zunge Stoffwechselendprodukte und Toxine ausgeschieden werden. Verfärbungen von weiß über gelb bis hin zu grün oder sogar schwarz können auftreten.

Es ist sinnvoll, während des Fastens eine intensivere und häufigere Mundpflege zu betreiben. Dazu gehört, neben dem Zähneputzen, auch die Zunge vom Belag zu reinigen. Dies kann mit der Zahnbürste, aber auch mit einem Teelöffel oder einem speziellen Zungenschaber erfolgen.

Das Lutschen eines Zitronenschnitzes fördert den Speichelfluss und bindet Geruchsstoffe.

Fastenende

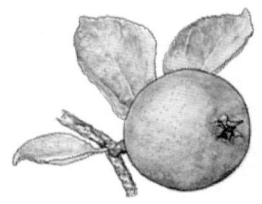

„Jeder Dumme kann fasten, aber nur ein Weiser kann das Fasten richtig abbrechen."
Georg Bernhard Shaw

Zum Ende des Fastens muss der Körper vom Fasten auf Essen umschalten. Das bedeutet z. B., dass er wieder Verdauungssäfte produzieren muss. Für dieses „Umschalten" benötigt er etwas Zeit. Ebenso müssen sich Geist und Seele wieder auf die Ernährung einstellen, und die gefassten Vorsätze wollen in die Tat umgesetzt werden. Führen Sie sich Ihren persönlichen Gewinn des Fastens noch einmal vor Augen. Lesen Sie auch in Ihrem Fastentagebuch. Schreiben Sie sich Ihre Ziele für den kommenden Alltag auf. Gehen Sie dabei in kleinen Schritten vor!
Vielleicht kann Ihnen die Apfelkantate den Einstieg in eine kurze Meditation erleichtern.

Apfelkantate

Der Apfel ist nicht gleich am Baum,
Da war erst lauter Blüte.
Da war erst lauter Blütenschaum.
Da war erst lauter Frühlingstraum
und lauter Lieb und Güte.

Dann waren Blätter, grün an grün,
und grün an grün nur Blätter.
Die Amsel nach des Tages Mühn,
sie sang ihr Abendlied gar kühn und
auch bei Regenwetter.

Der Herbst, der macht die Blätter steif,
der Sommer muss sich packen.
Hei, dass ich auf dem Finger pfeif:
da sind die ersten Äpfel reif
und haben rote Backen.

Und was einst Sonn' und Himmel war,
erquickt nun Mund und Magen
und macht die Augen hell und klar.
So rundet sich das Apfeljahr –
und mehr ist nicht zu sagen.
(Hermann Claudius)

Aufbautage

Die Aufbautage werden noch zur Fastenzeit ge-
zählt. Die Dauer des Aufbaus richtet sich nach
der Fastendauer.

Das klassische Fastenende beginnt mit einem
Apfel. Der stufenweise Kostaufbau kann dann
individuell auf die eigenen Bedürfnisse abge-
wandelt werden und hat sich wie folgt sehr be-
währt.

Trinken Sie auch während der Aufbautage zwei
bis drei Liter Flüssigkeit pro Tag!
Ab dem 2. Aufbautag darf etwas Salz verwendet werden.

1. Aufbautag

Frühstück (Fastenende):	Apfel, roh oder gedünstet (evtl. Folienkartoffel)
Mittagessen:	dicke Kartoffel-Gemüse-Suppe (ohne Salz)
Abendessen:	40 g Vollkornreis mit 150 g ge-dünstetem Broccoli oder anderer Gemüsesorte (ohne Salz)

2. Aufbautag

Frühstück:	2 eingeweichte Backpflaumen, 2 EL Haferflocken, 2 EL Joghurt oder Quark, 1 Apfel
Mittagessen:	Blattsalat, Joghurt-Dressing, 40 g Vollkornreis mit 2 gedünsteten Tomaten
Zwischenmahlzeit:	2 Scheiben Knäckebrot
Abendessen:	150 g Pellkartoffeln mit 200 g gedünsteten Möhren (ohne Fett)

3. Aufbautag

Frühstück:	2 eingeweichte Backpflaumen, 1 Scheibe Vollkornbrot, 2 EL Magerquark, 1 EL Haferflocken, 1 EL Quark/Joghurt, 1 Birne / 1 Apfel
Zwischenmahlzeit:	1 Stück Obst
Mittagessen:	Blattsalat, Möhrenrohkost mit Joghurt-Dressing, 60 g Vollkornnudeln oder 40 g Grünkern mit 200 g gedünsteten Zucchini (5 g Butter)
Zwischenmahlzeit:	2 Scheiben Knäckebrot mit 5 g Butter
Abendessen:	Blattsalat, Rote Bete mit Joghurt-Dressing, 2 Scheiben Vollkornbrot, 10 g Butter, 1 TL vegetarischer Brotaufstrich, 1 EL Hüttenkäse

Regeln für die Aufbautage

Langsame Steigerung der Nahrungs- und Kalorienmenge

Essen Sie zunächst kohlenhydratreiche Lebensmittel wie z. B. Kartoffeln und leichtverdauliche Getreidespeisen (Hafer), außerdem Obst und Gemüse.

Geben Sie dann langsam eiweiß- und fetthaltige Lebensmittel hinzu wie z. B. Milchprodukte, Pflanzenöle, Butter, Fisch- und Fleischgerichte, Hülsenfrüchte.

Langsames und gründliches Kauen der Speisen

Durch Kaubewegungen wird der Speichelfluss und darüber reflektorisch die Magensäureproduktion angeregt.

Das Sättigungsgefühl setzt erst nach 15–20 Minuten ein. Essen Sie daher langsam und in Ruhe.

Nehmen Sie kleine Bissen zu sich und kauen Sie diese gründlich, ca. 20–30 mal.

Ausreichend Flüssigkeit (2–3 Liter täglich) trinken

Trinken Sie vor allem natriumarme Mineralwässer, Kräutertees, möglichst nur kleine Mengen verdünnter Obst- und Gemüsesäfte.

Weitere unterstützende Maßnahmen

- Ausreichend Bewegung
- Ruhe und Entspannung
- Eventuell ein Einlauf (200–300 ml), wenn nach dem 3. Aufbautag noch keine Stuhlentleerung erfolgt ist
- Leberwickel

Einstieg in die Vollwert-Ernährung

Mit den Aufbautagen und auch in der Zeit danach kann die Ernährung weiter in Richtung Vollwert-Ernährung langsam umgestellt werden.
Die Vollwert-Ernährung ist reich an Vitaminen, Mineralstoffen und sekundären Pflanzenstoffen, die zur Unterstützung des Immunsystems notwendig sind und damit zur Erhaltung der Leistungsfähigkeit und Gesundheit beitragen.
Eine erfolgreiche Umstellung findet in mehreren Schritten statt:
1. Schritt: mehr Frischkost
2. Schritt: weniger Fett
3. Schritt: mehr Vollkornprodukte
4. Schritt: weniger tierische Lebensmittel
5. Schritt: evtl. Frischkornmüsli (falls erwünscht)

Wandeln Sie die Empfehlungen nach Ihrer eigenen Bekömmlichkeit und Ihrem Wohlbefinden ab. Ändern Sie nicht alles in den ersten Wochen. Eine Ernährungsumstellung kann bis zu einem Jahr dauern, je nach Alter und körperlicher Verfassung.

Erhöhen Sie zuerst den Anteil an Gemüse, Salat und Obst – aber allmählich! Tauschen Sie Ihre Zwischenmahlzeiten immer öfter gegen Obst und rohes Gemüse aus. Ziel ist es, mindestens fünf Portionen Obst oder Gemüse am Tag zu essen. Obst und Gemüse enthalten viele antioxidativ wirksame Substanzen wie Vitamin C, Beta-Carotin und sekundäre Pflanzenstoffe. Diese Substanzen haben zudem einen positiven, unterstützenden Einfluss auf das Immunsystem.

Reduzieren Sie nach und nach den Zuckereinsatz (z. B. durch die Verwendung von ungesüßtem Tee, Naturjoghurt mit frischen Früchten) und essen Sie immer weniger Süßigkeiten. Die Kombination Zucker und Vollkornprodukte führt häufig zu Unverträglichkeiten: Lästige und unangenehme Blähungen sind die Folge. Durch weniger Zuckerkonsum wird die Süßschwelle gesenkt, und Sie verspüren nicht mehr den Heißhunger auf etwas Süßes.

Ähnlich verhält es sich mit dem Salzgeschmack. Versuchen Sie, Ihr (starkes) Salzbedürfnis umzustellen und schmecken Sie die Gerichte auch mit Gewürzen und Kräutern statt nur mit Salz ab.

Reduzieren Sie den Gesamtfettverzehr, indem Sie weniger Butter, Öl und Sahne in reiner Form verwenden und auf die versteckten Fette achten: weniger Fleisch, Wurst, fette Käsesorten, Kuchen und Schokolade. Die Qualität der Fette ist wichtig. Essen Sie lieber Fisch und verwenden Sie pflanzliche Öle wie z. B. Oliven- und Rapsöl. Das Fleisch (auch Wurst und Eier) wird bei der Mahlzeit zur Beilage, während Gemüse, Kartoffeln, Vollkornnudeln und Naturreis in den Mittelpunkt rücken.

Wählen Sie mehr Vollkornprodukte aus: Langsame Steigerung und Umstellung von hellen Broten auf Vollkornbrote. Feingemahlene Vollkornbrote sind besser verträglich als Brote aus grob gemahlenem Korn. Bevorzugen Sie Vollkornnudeln und Naturreis, auch hier kann anfänglich gemischt werden mit den hellen Sorten. Beim Selberbacken ersetzten Sie einen Teil des hellen Mehls (Type 405) gegen Vollkornmehl, dieser Anteil wird mit der Zeit immer mehr erhöht.

Mit der Zunahme von Gemüse und Vollkorn-produkten steigt der Anteil der Ballaststoffe in Ihrer Ernährung. Ballaststoffe kommen nur in pflanzlichen Lebensmitteln vor (Getreide, Gemü-se, Hülsenfrüchte, Kartoffeln, Obst). Sie haben neben ihrer Wirkung auf die Darmtätigkeit (Vor-beugung von Verstopfung) auch einen Einfluss auf die Sättigung.

Milchsaure Lebensmittel wie Joghurt, Dickmilch, Kefir, Buttermilch und milchsauer eingelegtes Gemüse (Sauerkraut) enthalten die nützlichen Milchsäurebakterien, die die Darmflora unter-stützen.

Wenn Sie erfolgreich auf Frischkost und Voll-korn umgestellt haben, können Sie als letzte Stu-fe das Frischkornmüsli aus frisch geschrotetem, eingeweichten oder angekeimten Getreide in den Speiseplan aufnehmen.

Zur Frischkost zählen rohes Obst, Salate und Gemüse als Rohkost, aber genauso unerhitztes Getreide im Frischkornmüsli, Keimlinge, Nüsse, Sesam, Sonnenblumenkerne, kaltgepresste, nicht raffinierte Pflanzenöle, Kräuter und unerhitzte Sauermilch (Joghurt). Ungefähr die Hälfte der Lebensmittel sollten unerhitzt gegessen werden, diese Lebensmittel weisen den höchsten Gehalt an Vitaminen, Mineralstoffen und sekundären Pflanzenstoffen, d. h. den gesundheitsfördernden Stoffen in Pflanzen, auf. Die Wirkung der Ballaststoffe in roher Form ist viel höher.

Bevorzugen Sie Nahrungsmittel aus Ihrer Region und entsprechend der Jahreszeit. Achten Sie auf die Herstellungsweise: Erzeugnisse aus anerkannt ökologischer Landwirtschaft enthalten keine unnötigen Substanzen wie Pestizide und Kunstdünger. Wenn Sie diese beiden Kriterien beim Einkauf mit berücksichtigen, werden Sie gesundheitlich wertvolle und nährstoffreiche Lebensmittel im Speiseplan stehen haben.

III. Moderates Fasten im Alltag

Das Fasten ist eine hervorragende Methode, um Körper und Seele eine Auszeit zu gönnen, sich zurückzuziehen und zu entgiften. Für eine derartige Fastenkur braucht man jedoch Zeit, Rückzugsmöglichkeiten und, wenn man es zuhause durchführt, viel Selbstdisziplin.

Es geht jedoch auch anders. Zahlreiche Möglichkeiten bieten sich an, im Kleinen zu fasten, d. h. den Alltag so zu gestalten, dass die Grundsätze des Fastens in gewissem Maße umgesetzt werden können.

Geregelte Mahlzeiten

Die erste Empfehlung ist so einfach wie nahe liegend: Bemühen Sie sich um geregelte Mahlzeiten. Versuchen Sie zu vermeiden, den ganzen Tag hindurch immer wieder kleine Snacks einzunehmen, etwas zu knabbern etc. Um das zu verdeutlichen: Ungünstig ist es, wenn beispielsweise der Freiberufler, der den ganzen Tag zuhause hinter seinem Rechner sitzt, diesen Arbeitsalltag nicht unterbricht, morgens mit den Frühstücksbroten am Schreibtisch anfängt, dann kommen Milchkaffee mit Keksen, mittags wieder ein Brot, abends dann eine bestellte Pizza, später die Chipstüte. Ein Szenario, das gar nicht so selten ist – so wie der viel beschäftigte Manager, der immerzu unterwegs Kleinigkeiten verspeist. Optimal dagegen: Zeiten zum Essen, dann „Fastenpause", dann wieder eine Mahlzeit und „Fastenpause". Nicht umsonst heißt der englische Begriff für Frühstück „breakfast". Wie viele Mahlzeiten pro Tag eingenommen werden sollen, darüber sind sich die Experten nicht ganz einig, die Empfehlung schwankt zwischen drei Mahlzeiten und drei Mahlzeiten plus zwei Zwischenmahlzeiten.

Nicht zu spät zu schwer essen

Die nächste Empfehlung geht in eine ähnliche Richtung: Bemühen Sie sich, abends nicht zu spät noch etwas zu Schweres zu essen. In den Abendstunden schaltet der Organismus auf „Ruhe" um, so dass die Gefahr besteht, dass die Nahrung unverdaut im Magen bleibt und zu Beschwerden führt. In besonderem Maße gilt dies für Rohkost, die im Magen gären kann und dann Blähungen und Völlegefühl verursacht.

Optimal wäre es aus nahrungsphysiologischer Sicht, nach 18 Uhr nichts mehr zu essen, dies ist aber für viele Menschen unrealistisch. Wie wäre es mit folgendem Vorschlag? Abends in aller Regel nach 19 bis 20 Uhr nichts mehr essen, davor zum Abendbrot ein leichtes Essen wie z. B. gedünstetes Gemüse ohne fette Soßen und Schwerverdauliches. Dies ist auch eine sehr gute Maßnahme, wenn man etwas an Gewicht verlieren möchte: Dünsten Sie zur Abendmahlzeit Gemüse, das Sie mit einem Schuss Olivenöl genießen. Wenn Sie aus dem Gemüse mit dem Pürierstab eine Suppe zubereiten, ist das Sättigungsgefühl noch größer, obwohl man weniger zu sich nimmt.

Dinner-Cancelling

„Dinner-Cancelling" bedeutet, auf das Abendessen komplett zu verzichten. Dies ist keine Empfehlung für jeden Tag, aber eine sehr gute „Fastenmethode", um dem Körper eine gewisse Entlastung zu gönnen. Medizinisch gibt es eine ganze Reihe von günstigen Effekten des Dinner-Cancellings, so dass man getrost ab und zu mal auf die Abendmahlzeit verzichten darf.

Auf das Frühstück verzichten

Gleiches gilt für das Frühstück, wenn Sie abends geschlemmt haben und der Bauch noch voll ist. Auch wenn das Frühstück grundsätzlich sehr empfehlenswert ist, kann man das Frühstück ruhig überspringen oder nur ein Stück Obst essen. Den Zustand Ihres Verdauungstraktes können Sie übrigens am „Morgen danach" immer sehr gut mit einem Blick auf Ihre Zunge kontrollieren. Sie werden sehen: Wenn Sie schwer gegessen haben, nach übermäßigem Alkohol- oder Zigarettenkonsum ist die Zunge nicht selten belegt, da sie über Nacht entgiftet hat. Bei einem gesunden Organismus ist die Zunge hellrot, nur wenig belegt, nicht aufgequollen, ohne Zahnabdrücke etc.

 Noch ein Wort zum **Frühstück allgemein**:
Es wurde über lange Jahre als besonders gesund empfohlen, morgens zum Frühstück ein Müsli mit Joghurt oder Milch und Obst zu sich zu nehmen, vielleicht sogar einen Frischkornbrei aus eingeweichtem Getreideschrot. Aus der Sicht der Vollwerternährung ist dies auch durchaus plausibel, da sie darauf abzielt, möglichst unverarbeitete Lebensmittel einzuset-

zen. In der Realität jedoch bekommt dieses Frühstück nicht jedem, liegt schwer im Magen und verursacht Blähungen und Völlegefühl. Auch von anderen Lehren der Gesundheit, so z.B. der Traditionellen Chinesischen Medizin, ist eine solche Frühstücksmahlzeit nicht unbedingt empfehlenswert. Viele Menschen können morgens ein kaltes Müsli nicht verdauen, sie brauchen zu viel Energie dafür, die ihnen dann andernorts fehlt.

Wenn einem Getreide an sich gut bekommt und schmeckt, kann man alternativ morgens einen Getreidebrei essen, fast eher eine Suppe. Haferflocken, Reisflocken, Buchweizen etc. werden in der drei- bis vierfachen Menge Wasser abends eingeweicht und morgens darin aufgekocht. Gewürzt mit etwas Zimt und Vanille, Sahne und Honig oder Ahornsirup ein sehr guter Start in den Tag, gerade in der kühlen Jahreszeit.

Andere Menschen schwören darauf, morgens nur einen Obstteller zu sich zu nehmen und erst am späteren Vormittag ein richtiges Frühstück zu essen. Die Geschmäcker, aber auch die Veranlagungen sind unterschiedlich. Es ist in jedem Fall günstig zu beobachten, mit welchem Frühstück man am meisten Energie hat.

Entlastungstage im Alltag

Im Alltag lassen sich so genannte Entlastungstage einbauen, d. h. Tage, an denen Sie gezielt den Körper entlasten und entgiften. Die bekanntesten Entlastungstage sind der Obsttag, der Reistag und der Kartoffeltag. Beim Obsttag essen Sie über den Tag verteilt 1 ½ kg Obst. Dieser Entlastungstag ist besonders geeignet im Sommer mit frischem Obst. Im Winter kann das Obst auch leicht angedünstet werden. Für den Reistag kochen Sie 40 g Vollreis in 150 ml Wasser und essen davon über den Tag verteilt drei Portionen. Der Reis kann mit gedünstetem Obst oder Gemüse angereichert werden. Beim Kartoffeltag werden ca. 700 g Kartoffen salzlos als Pellkartoffeln gekocht und mit etwas gedünstetem Gemüse zusammen gegessen.

Entgiftende Maßnahmen

Führen Sie auch im Alltag regelmäßig entgiftende Maßnahmen durch, als selbstverständlichen Bestandteil Ihres Lebens. Dafür eignet es sich z. B., einen Abend in der Woche den folgenden Aktivitäten zu widmen:

- Ein warmes Bad mit Zusatz aus Meersalz
- Ein warmes Bad mit Lavendelzusatz (entspannend)
- Morgendliches Abbürsten nach dem Duschen, dann Einmassieren des verbliebenen Wassers mit etwas gutem Körperöl oder Körpermilch.
- Ab und zu ein Fußbad, dem Sie einen Löffel hochwertiges Salz oder einen Schuss Apfelessig zufügen.

Gesunde „Zwischenmalzeiten"

Als gesunde Zwischenmahlzeit kann man sich angewöhnen, im Laufe des Vormittags immer wieder ein Glas **Gemüsesaft** zu trinken (oder auch einmal im Restaurant ein Glas Tomatensaft zu bestellen). Gemüsesäfte, möglichst frisch gepresst oder in Bio-Qualität, haben vielfache günstige Wirkungen. Ganz allgemein kann man sagen, dass sie entsäuern und den Körper mit Vitaminen und Mineralstoffen versorgen. Ein Glas Gemüsesaft ersetzt bereits eine der empfohlenen fünf Portionen Obst oder Gemüse am Tag. Integrieren Sie das Prinzip „Gemüsesaft" auch an anderen Stellen in Ihren Alltag. So gibt es beispielsweise in vielen Restaurants auch frisch gepresste Säfte im Angebot, und selbst für eine Zugfahrt kann man sich mittlerweile vielerorts statt dem obligatorischen Latte macchiato mit einem großen Becher frisch gepressten Saft eindecken.

Ähnliches gilt für die **Gemüsebrühe**. Im besten Fall handelt es sich um eine selbst gekochte Gemüsebrühe, wie sie in diesem Ratgeber beschrieben wird. Sie können jedoch auch einmal in Erwägung ziehen, sich eine gute Gemüsebrühe aus dem Reformhaus oder dem Bioladen zu besorgen und ab und zu, beispielsweise zu einem Snack in der Mittagszeit, einen Becher warme Gemüsebrühe zu sich zu nehmen. Und wenn Sie zuhause sind, so schütten Sie das Gemüse- oder Kartoffelwasser nicht weg, sondern füllen Sie einen Teil ab und trinken ihn – hier finden sich die ganzen wertvollen Mineralien und Spurenelemente des Gemüses. Die Gemüsebrühe wirkt stark entsäuernd. Dies erklärt, dass gerade eine Gemüsebrühe aus unterirdisch wachsendem Gemüse, z. B. Karotten, Kartoffeln, Pastinaken, Rote Bete usw., als „Basenbrühe" bezeichnet wird.

Ein anderes, ganz einfaches Mittel, um dem Körper im Alltag etwas Gutes zu tun, ist ein Getränk aus hochwertigem **Apfelessig und Honig**. Je 1 TL Apfelessig und Honig verrühren (nach Geschmack auch etwas mehr Essig), mit Mineralwasser oder stillem Wasser auffüllen. Der Apfelessig enthält extrem viele Mineralien, die – so paradox es klingt – im Körper entsäuernd wirken.

Heilpflanzentees

Heilpflanzentees sind nicht nur etwas für die Fastenkur. Es gibt zahlreiche wohltuende und schmackhafte Teemischungen, die im Alltag getrunken werden und einem übermäßigen Konsum an schwarzem Tee und Kaffee vorbeugen. Besonders schmackhafte Sorten sind Lindenblüten, Lemongras, Zitronenverbene, Melisse, Pfefferminze. Wer es etwas bitterer mag, dem sei der Schafgarbentee oder ein Tee mit Zugabe von Orangenschalen empfohlen. Roibushtee ist eine angenehme, teeinfreie Alternative zum schwarzen Tee, Ingwer wärmt im Winter ebenso wie der bekannte Yogi-Tee.

Annette Kerckhoff, Michael Elies: Teemischungen für gesunde und kranke Tage. Patientenratgeber Nr. 42, Natur und Medizin
(Bezug unter www.naturundmedizin.de)

So gibt es viele Wege, Elemente des Heilfastens in den Alltag zu integrieren und sich auch außerhalb der Fastenkur Gutes zu tun und zu regenerieren.

Anhang

Rezepte für die Fastenverpflegung

Gemüseabkochung – Grundrezept
(für 4 Personen)

1 Liter Wasser
1 kg kontrolliert biologisches Gemüse (z. B. Möhren, Sellerie, Lauch, Tomate, Kürbis, Zucchini, Brokkoli)
½ Lorbeerblatt
1 Nelke
1 Wacholderbeere
1–2 EL frische Kräuter (z. B. Petersilie, Oregano, Majoran, Basilikum, Dill, Liebstöckel)

Das Gemüse gut waschen, zerkleinern und mit dem Wasser zum Kochen bringen. Die Brühe auf kleinster Flamme 30–45 Minuten köcheln lassen. Nach 15 Minuten Lorbeerblatt, Nelke und Wacholderbeere hinzufügen und weiter ziehen lassen. Durchseihen, mit frischen Kräutern abschmecken.

Hafer-/Leinsamenabkochung

(für 4 Personen)

3 EL Haferflocken oder Leinsamen (ungeschrotet)
½ Liter Wasser

Das Wasser mit Haferflocken bzw. Leinsamen zum Kochen bringen und 5–10 Minuten kochen lassen, vom Herd nehmen und die Masse durch ein Sieb streichen.

Reisabkochung

(für 4 Personen)

4 EL Reis
½ Liter Wasser

Den Reis schroten und mit dem Wasser zum Kochen bringen, 2–5 Minuten kochen lassen, vom Herd nehmen und die Masse durch ein Sieb streichen.

Fastentagebuch

Das Fasten hilft, alte ungesunde Gewohnheiten zu erkennen und zu überwinden. In der Fastenzeit ist es hilfreich, sich einige Notizen zu machen, um sich später daran zu erinnern, aber auch um sich neu für eine Änderung des Lebensstils motivieren.

Die folgenden Anregungen stammen aus:
Josef Danko: *Fasten: ein ganz persönliches Trainingsprogramm.* Augsburg: Pattloch, 1996

1. Tag

Fasten bedeutet für mich _____

_____

_____

_____

_____

_____

Vom Fasten erwarte ich für mich ....

Meine leisen Befürchtungen sind ....

Ich freue mich auf das Fasten, weil ....

----

2. Tag

Was gab es heute Interessantes für mich?

....

....

....

....

Wie ist mir der 2. Fastentag bekommen?

....

....

....

....

....

Konnte ich heute zu mir selber kommen, wenigstens zu bestimmten Zeiten?

....

....

....

....

Habe ich solche Zeiten für mich festgelegt und
genutzt?

----

3. Tag

Waren meine Gedanken im Gesamten eher positiv oder negativ?

Welche Erfahrungen habe ich heute mit dem
Fasten gemacht?

Worüber habe ich mich heute gefreut?

Habe ich jemandem eine Freude machen können?

----

4. Tag

Wie sahen meine Begegnungen, meine Gespräche aus?

Was hat mir Mühe gemacht?

Was ist mir heute eher leicht gefallen?

Meine Erfahrungen mit dem Fastentag sind

5.Tag

War der Tag für mich insgesamt eher traurig oder fröhlich?

Was hat mir heute gefehlt?

Wo hätte ich heute Hilfe gebraucht?

Wo hätte ich problemlos helfen können?

Was kann ich in meinem Fasten-Tagebuch von
meinen heutigen Erfahrungen aufschreiben?

----

6. Tag

Wie konnte ich heute meinen Tagesablauf gestalten?

Welche kreativen Möglichkeiten habe und nutze ich?

Was stand heute im Mittelpunkt meines Tages?

Welche Fastenerfahrung will ich heute notieren?

----

7. Tag

Wie habe ich mich den Herausforderungen des Tages gestellt?

Meine Erfahrungen und Gefühle am Ende der Fastenzeit sind _____

Was will ich davon in den Alltag übernehmen?

Allgemeine Empfehlungen zur mediterranen Vollwerternährung

- Nehmen Sie pro Tag mindestens 1 ½ Liter Flüssigkeit zu sich, in Form von (möglichst stillem) Mineralwasser, Kräuter- oder Früchtetees, verdünnten Fruchtsäften etc.
- Nehmen Sie – nach der Regel „5-mal am Tag" – täglich mehrmals Gemüse und Obst zu sich, wenn Sie es vertragen, roh oder sonst gegart. Bitte testen Sie ungewohnte Gemüse erst gegart, dann roh und zunächst nur in kleinen Portionen. Auch naturbelassene Tiefkühlware ist empfehlenswert.
- Besonders gesund ist grünes Blattgemüse, z. B. Spinat, Rucola oder Mangold sowie Broccoli, Tomaten und Möhren.
- Essen Sie reichlich kohlenhydratreiche und ballaststoffhaltige Lebensmittel, z. B. Vollkornnudeln, Vollkornreis, Getreideflocken, Grieße, Kartoffeln, Vollkornbrot (fein gemahlen).
- Verwenden Sie vor allem Olivenöl, Rapsöl, Leinöl, Sojaöl und Walnussöl. Diese Öle enthalten äußerst wertvolle Inhaltsstoffe. Sonnenblumenöl, Distelöl oder Maiskeimöl sind weniger empfehlenswert.

- Essen Sie zweimal pro Woche Seefisch. Belassen Sie es möglichst bei 1–2 Portionen Fleisch oder Wurst und bei 2–3 Eiern pro Woche.
- Nehmen Sie mindestens 250 ml bzw. 250 g Milch, Joghurt, Dickmilch oder Buttermilch und zwei Portionen Käse (zu je 40 g) pro Tag zu sich. Sollten Sie den Milchzucker nicht vertragen (Laktoseintoleranz), so gibt es auch laktosearme Produkte.

Anna Paul, Sigrid Bosmann: Vegetarisch vollwertig kochen. Patientenratgeber Natur und Medizin Nr. 38
(Bezug über www.naturundmedizin.de)

Die Autorin

Annette Kerckhoff, Heilpraktikerin mit MSc für integrative Gesundheitsförderung, ist seit 1989 als Fachjournalistin für Komplementärmedizin tätig. Sie hat zahlreiche Ratgeber und Patienteninformationen geschrieben.

Die laienverständliche Darstellung von medizinischem Fachwissen und die Vermittlung von Selbsthilfemaßnahmen als Ergänzung zur ärztlichen Therapie sind ihre beruflichen Schwerpunkte. Annette Kerckhoff arbeitet hauptberuflich für Natur und Medizin, die Fördergemeinschaft der Carstens-Stiftung.

Der Autor

Dr. Thomas Rampp ist Oberarzt an der Klinik für Naturheilkunde und Integrative Medizin und seit 2002 Leiter des Instituts für Naturheilkunde und Traditionelle Chinesische Medizin am Essener Knappschafts-Krankenhaus.

Seine Forschungs- und Arbeitsschwerpunkte sind Traditionelle Chinesische Medizin, Manuelle Therapie / Osteopathie, Klassische Naturheilweisen mit Schwerpunkt Ausleitende Verfahren nach Aschner und Neuraltherapie nach Huneke. Dr. Rampp ist Facharzt für Allgemeinmedizin mit zahlreichen Zusatzqualifikationen, zuletzt in Spezieller Schmerztherapie.

Die Buchreihe *Was tun bei ...* im KVC Verlag

A. Kerckhoff, S. Kruse (2004)
Was tun bei Mittelohrentzündung

A. Kerckhoff (2004)
Was tun bei Nasennebenhöhlenentzündung

A. Kerckhoff (2005)
Was tun bei Heuschnupfen

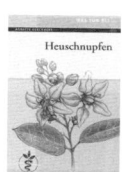

A. Kerckhoff, A. Michalsen (2005)
Was tun zur Raucherentwöhnung

A. Kerckhoff, J. Wilkens (2006)
Was tun bei Schlaganfall – Vorbeugung und
Nachbehandlung

A. Kerckhoff, J. Wilkens (2006)
Was tun zur Wundheilung nach Operationen

A. Kerckhoff, S. v. Frankenberg (2007)
Was tun bei Kopfschmerzen von Kindern

J. Langhorst, A. Kerckhoff (2009)
Was tun bei Colitis ulcerosa und Morbus Crohn –
Naturheilkunde und Integrative Medizin

B. Schüler (2008)
Was tun zur Selbsthilfe bei Trockenen Augen

G. Spahn, A. Kerckhoff (2007)
Was tun bei Nebenwirkungen einer Krebstherapie

J. Wilkens, A. Kerckhoff (2009)
Was tun bei Parkinson – Selbsthilfe und
Komplementärmedizin